BEI GRIN MACHT SICH IHR WISSEN BEZAHLT

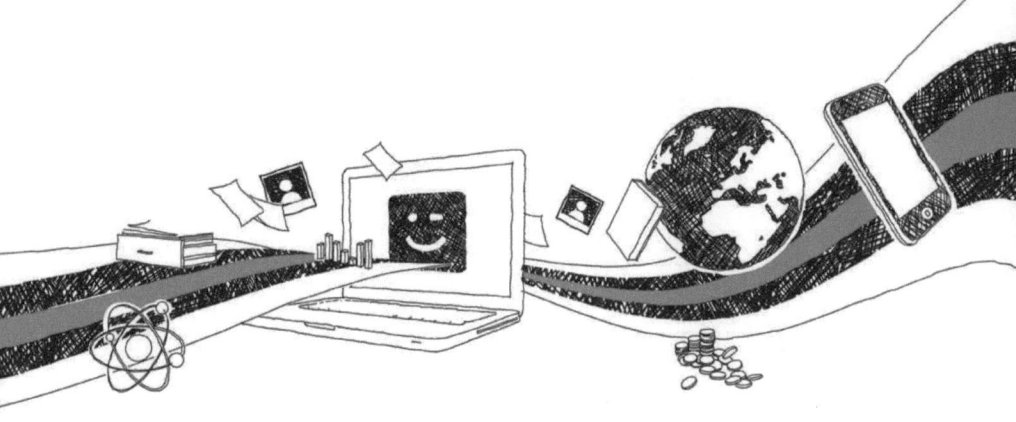

- Wir veröffentlichen Ihre Hausarbeit, Bachelor- und Masterarbeit

- Ihr eigenes eBook und Buch - weltweit in allen wichtigen Shops

- Verdienen Sie an jedem Verkauf

Jetzt bei www.GRIN.com hochladen und kostenlos publizieren

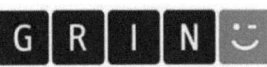

Sven Schmauder

Psychologie des Gesundheitsverhaltens. Selbstregulationsfähigkeit, Selbstwirksamkeit, Verhaltensänderung

GRIN Verlag

Bibliografische Information der Deutschen Nationalbibliothek:

Die Deutsche Bibliothek verzeichnet diese Publikation in der Deutschen National-
bibliografie; detaillierte bibliografische Daten sind im Internet über http://dnb.d-
nb.de/ abrufbar.

Impressum:

Copyright © 2011 GRIN Verlag GmbH
Druck und Bindung: Books on Demand GmbH, Norderstedt Germany
ISBN: 978-3-656-18379-2

Dieses Buch bei GRIN:

http://www.grin.com/de/e-book/193280/psychologie-des-gesundheitsverhaltens-
selbstregulationsfaehigkeit-selbstwirksamkeit

GRIN - Your knowledge has value

Der GRIN Verlag publiziert seit 1998 wissenschaftliche Arbeiten von Studenten, Hochschullehrern und anderen Akademikern als eBook und gedrucktes Buch. Die Verlagswebsite www.grin.com ist die ideale Plattform zur Veröffentlichung von Hausarbeiten, Abschlussarbeiten, wissenschaftlichen Aufsätzen, Dissertationen und Fachbüchern.

Besuchen Sie uns im Internet:

http://www.grin.com/

http://www.facebook.com/grincom

http://www.twitter.com/grin_com

Hausarbeit – Psychologie des Gesundheitsverhaltens

Selbstregulationsfähigkeit
Selbstwirksamkeit
Verhaltensänderung

Vorgelegt von Sven Schmauder

Inhaltsverzeichnis

1 Selbstregulationsfähigkeit

1.1 Definition Selbstregulationsfähigkeit

„Das Vermögen, sich selbst zu organisieren und dadurch äußere Anforderungen aktiv und wirkungsvoller gestalten zu können, lässt sich auch als **Fähigkeit zur Selbstregulation** bezeichnen. Sie stabilisiert sowohl das innere psychische System als auch das nach außen gerichtete Handeln." (PIETER, 2010, S. 99)

Die Handlungsqualität ist durch die Selbstregulationsfähigkeit bestimmt. Dies lässt sich folgendermaßen verdeutlichen: Das Subjekt (z.b. der Mensch) handelt in Abhängigkeit von bereits gemachten Erfahrungen. Sind diese Erfahrungen in negativer Form in der Erinnerung geblieben, beim Scheitern einer früheren ähnlichen Aufgabe, so lässt sich das Subjekt von der Umwelt (z.b. soziales Umfeld) mehr beeinflussen. Die Handlung wird primär durch die Umwelt bestimmt und weniger durch das eigene „Selbst". Das Subjekt handelt „reaktiv". Sind die Erfahrungen positiven Ursprungs, lässt sich das Subjekt weniger durch die Umwelt beeinflussen. Das Subjekt handelt selbst bestimmter und ist dabei „aktiv".

„Man kann auch sagen: Menschen mit ausgeprägter Selbstregulationsfähigkeit wollen und können sich selbst managen und möchten nicht von außen gemanagt werden." (PIETER, 2010, S. 100)

Die Wechselbeziehung wird in der folgenden Abbildung veranschaulicht:

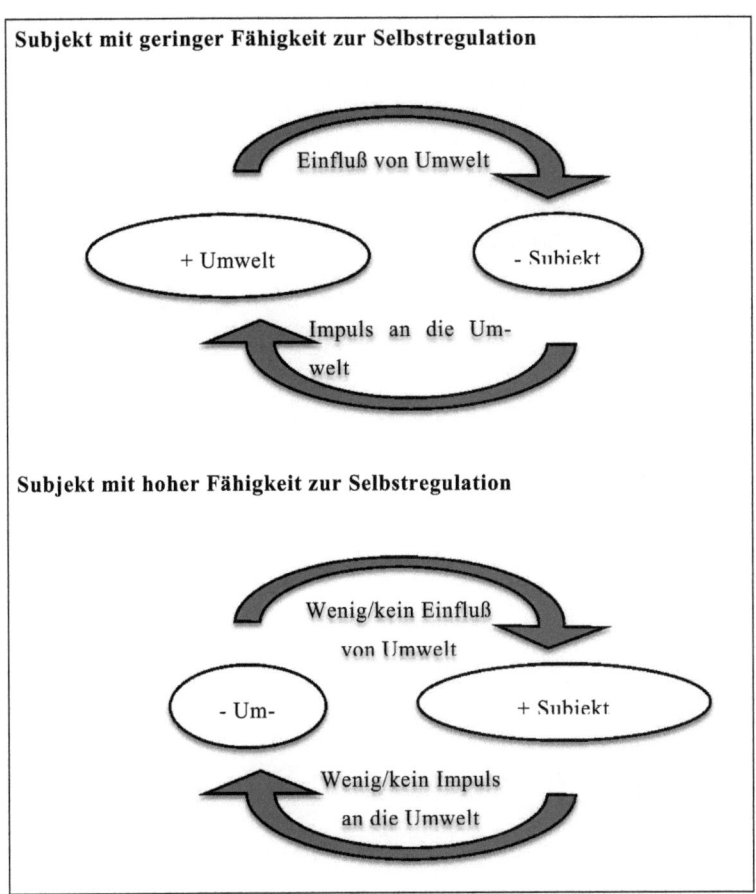

Subjekt mit geringer Fähigkeit zur Selbstregulation

Einfluß von Umwelt

+ Umwelt   - Subiekt

Impuls an die Um-
welt

Subjekt mit hoher Fähigkeit zur Selbstregulation

Wenig/kein Einfluß
von Umwelt

- Um-   + Subiekt

Wenig/kein Impuls
an die Umwelt

Abb. 1: Darstellung der Wechselbeziehung zwischen Subjekt und Umwelt (Eigene Darstellung)

1.2 Einschätzung der Selbstregulationsfähigkeit

Zur Einschätzung der Selbstregulationsfähigkeit wurde der folgende Fragebogen erstellt.

Tab. 1: Einschätzung der Selbstregulationsfähigkeit von Klienten

Einschätzung / Merkmale Klient	Weniger Gute Ausprägung ⟵⟶ Gute Ausprägung			
	- -	-	+	+ +
Nicht-Einbeziehung des sozialen Umfeldes in die Entscheidungsfindung				
Einbeziehung von Erfahrungen in der Entscheidungsfindung				
Ausprägung der intrinsischen (innerlichen) Motivation				
Fähigkeit sich selbst zu managen				
Unterscheidung zwischen wichtig und unwichtig in der eigenen Zielsetzung				
Ausprägung der Handlungskompetenz (Fähigkeit und Fertigkeit)				
Fähigkeit vorausschauend zu planen				
Fähigkeit Probleme zu lösen				

1.3 Fragenkatalog Selbstwirksamkeitserwartung

Im Rahmen der Befragung wurde der von JERUSALEM/SCHWARZER (vgl.
SCHWARZER, 1996, S. 36) entwickelte Fragebogen zur Einschätzung der allgemeinen Selbstwirksamkeitserwartung genutzt.

Darüber hinaus wurden zusätzlich noch Alter und Geschlecht erfasst.

Tab. 2: Fragebogen zur Diagnose der allgemeinen Selbstwirksamkeitserwartung (JERUSA-
LEM/SCHWARZER, in: SCHWARZER 1996, S. 36)

Beurteilungskriterium (Punktwert)	Stimmt nicht (1)	Stimmt kaum (2)	Stimmt eher (3)	Stimmt genau (4)
Wenn sich Widerstände auftun, finde ich Mittel und Wege, mich durchzusetzen.				
Die Lösung schwieriger Probleme gelingt mir immer, wenn ich mich darum bemühe.				
Es bereitet mir keine Schwierigkeiten, meine Ziele zu verwirklichen.				
In unerwarteten Situationen weiß ich immer, wie ich mich verhalten soll.				
Auch bei überraschenden Ereignissen glaube ich, dass ich gut mit ihnen zurechtkommen kann.				
Schwierigkeiten sehe ich gelassen entgegen, weil ich meinen Fähigkeiten immer vertrauen kann.				
Was auch immer passiert, ich werde schon klar kommen.				
Für jedes Problem kann ich eine Lösung finden.				
Wenn eine neue Sache auf mich zukommt, weiß ich, wie ich damit umgehen kann.				
Wenn ein Problem auftaucht, kann ich es aus eigner Kraft meistern.				

1.4 Umfrage Selbstwirksamkeitserwartung

Der Fragebogen wurde an 5 Personen aus dem privaten und beruflichen Umfeld angewandt. Die Zielgruppe waren männliche und weibliche Personen
zwischen 40 und 45 Jahren. Die komplett ausgefüllten Bögen befinden sich
zur Einsicht im Anhang. Die erreichten Gesamtpunktwerte werden in der
nachfolgenden Tabelle dargestellt:

Tab. 3: Auswertung – Umfrage zur allgemeinen Selbstwirksamkeitserwartung August 2011

	Person 1	Person 2	Person 3	Person 4	Person 5
Geschlecht	weiblich	weiblich	männlich	männlich	männlich
Alter	44	45	40	43	44
Punktwert	35	31	27	28	32
Ausprägung der Selbstwirksamkeits-erwartung	sehr gut	normal/gut	normal/gut	normal/gut	normal/ gut

Person 1 erreichte als Einzige die höchste Ausprägung der Selbstwirksamkeitserwartung. Mit 35 Punkten hat sie eine sehr gute Ausprägung. Person 2 –
5 haben eine normale bzw. gute Ausprägung ihrer Selbstwirksamkeitserwartung wobei Person 3 (27 Punkte) und Person 4 (28 Punkte) die „Schlusslich-
ter" bilden.

Interessant ist der Vergleich zwischen Person 1 (weiblich, 44 Jahre) und Person 5 (männlich, 44 Jahre). Die weibliche Selbstwirksamkeitserwartung ist
besser als die der männlichen Testperson. Dies wird auch im Vergleich der
durchschnittlich erreichten Punktwerte ersichtlich. Die weiblichen Personen
erreichten einen Wert von 33 Punkten (normale bzw. gute Ausprägung) und
die männlichen 29 Punkte (normale bzw. gute Ausprägung).

Die Ergebnisse sind nicht repräsentativ, da zu wenig Personen befragt wurden.

2 Intentionsphase

2.1 Aufgaben Intentionsphase

„Die (...) Personen einer Gruppe haben sich für die Verhaltensänderung bzw. das neue Verhalten entschieden, d. h. sie überschreiten den „Rubikon" und haben ihr persönliches Ziel so formuliert, dass es eine realistische Grundlage der Handlungsplanung ist und in der Handlungsausführung handlungsmotivierend wirksam wird." (PIETER, 2010, S. 226)

Der gewählte Rahmen in dem die Kunden betreut werden, ist ein Programm zur Ernährungsumstellung. Zu Beginn der Ernährungsumstellung müssen die Minimalvorraussetzungen der Gruppe geklärt werden. Dies sind:

➢ Die Veränderung muss gewollt sein
➢ Das Verhalten muss zum aktuellen Thema werden
➢ Soziale Unterstützung muss vorhanden sein
➢ Strategien zur Alltagsbewältigung sind Teil der Verhaltensänderung

Darüber hinaus müssen die Gründe für die Intention mit dem Klienten in einem Einzelgespräch geklärt werden. Im Rahmen des Gespräches sind die nachfolgenden Punkte zu klären:

➢ Allgemeine Beweggründe zur gewünschten Verhaltensänderung
➢ Vorhandensein einer erlebten Bedrohung (Risikoverhalten) die zur Intention führte
➢ Wie hoch ist die Selbstwirksamkeitserwartung
➢ Erstellung einer Kosten-Nutzen-Analyse
➢ Welches Wissen/Information hat der Klient in Bezug auf seine aktuelle Situation
➢ Welche Ziele werden mit welcher Laufzeit (kurz-, mittel- und langfristig) gesteckt und sind diese erreichbar
➢ Gibt es sozialen Rückhalt durch Leidensgenossen (Gruppe) und/oder dem sozialem Umfeld (z. B. Familie, Freunde)

2.2 Checkliste Verhaltensänderung

Im Rahmen der Verhaltensänderung werden an die Gruppe Fragen gestellt. Jeder Teilnehmer notiert sich seine persönlichen Antworten auf ein Blatt Papier. Im Anschluss wird eine offene Gesprächsrunde eingeleitet, in der jeder Teilnehmer die Möglichkeit hat, seine Gedanken in der Gruppe zu äußern. Jedere andere Gruppenteilnehmer schweigt und das Gesagte wird wertfrei angenommen. Er erwartet es sicherlich ebenso.

Hat der Sprecher einen Punkt, den er nicht vor der Gruppe äußern möchte, besteht die Möglichkeit sich in einem Einzelgespräch mit dem Berater auszutauschen. In der Gruppe sollte der Respekt vor jedem Teilnehmer an oberster Stelle stehen. Es ist die Aufgabe des Beraters dies zu kontrollieren und bei Bedarf zu steuern.

Folgende Fragen werden gestellt:

> Was möchten Sie genau an Ihrem Ernährungsverhalten ändern?
> Was missfällt Ihnen an Ihrem jetzigen Ernährungsverhalten?
> Welche Vorteile bringt Ihnen die aktuelle Ernährung?
> Welche Nachteile bringt Ihnen die jetzige Ernährung?
> Warum möchten Sie Ihre Essgewohnheiten ändern?
> Welchen Auslöser gab es, um Ihr aktuelles Verhalten zu ändern?
> Können Sie Ihr aktuelles Ernährungsverhalten ändern?
> Wollen Sie Ihr aktuelles Ernährungsverhalten ändern?
> Gibt es Situationen im Alltag in denen Sie mit Ihrem aktuellen Ernährungsverhalten an Grenzen stoßen?

2.3 Mind Map

Der Berater nutzt die Möglichkeit einer Mind Map. Die Zielsetzung des Mind Mapping ist das Feststellen der individuellen Zielhierarchie und dem Stellenwert der einzelnen Handlungsfelder. Darüber hinaus ist jeder Klient angehalten sich gedanklich mit dem Verändern des Ernährungsverhaltens auseinderzusetzen, zu vergleichen, abzuwägen und zu bewerten.

Der Berater gibt in der Mind Map folgende Handlungsfelder vor:

> Familie
> Arbeit

> Haushalt & sonstiges

> Soziale Kontakte

> Gesundheit

Der Berater erklärt den Klienten, dass sie die Möglichkeit haben, durch ein-
zeichnen von Nebenästen die einzelnen Haupthandlungsfelder zu konkretisie-
ren, um im Anschluss die Gewichtung (Prozentangaben) der einzelnen Haupthandlungsfelder anzugeben. Innerhalb der Hauptäste hat er die Möglichkeit
mittels Prozentangaben die Nebenäste weiter zu differenzieren.

Alle Teilnehmer erhalten einen gleichen Zeitkorridor, um sich gedanklich mit
sich auseinanderzusetzen und das Ergebnis auf z. B. einer Flip Chart zu skiz-
zieren. Der Berater verhält sich ruhig und steht für entstehende Fragen zur
Verfügung.

Eine mögliche Mind Map eines Teilnehmers (35 Jahre, männlich, Alleinstehend, leitender Angestellter) könnte wie folgt aussehen.

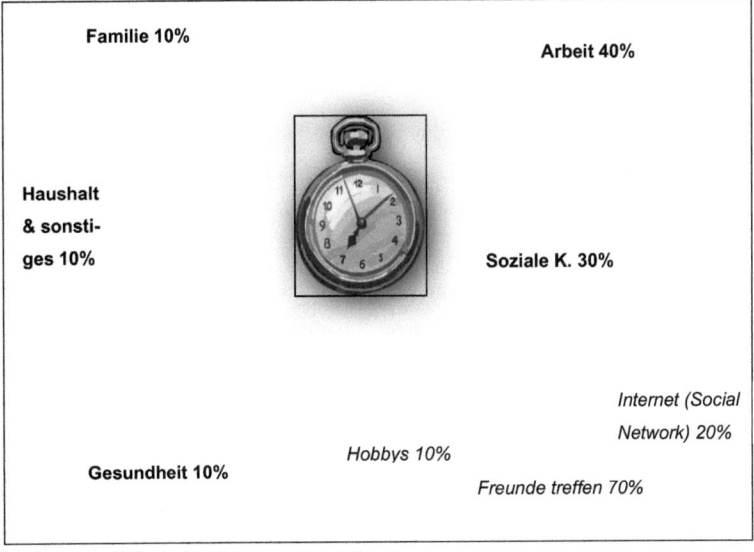

Abb. 2: Mind Map Beispiel (Eigene Darstellung)

2.3.1 Einzelberatung

Es ergeben sich für den Berater viele Möglichkeiten aufgrund der Mind Map das Gespräch mit dem Klienten zu führen. Mit der Mind Map wird das zu bewältigende „Tagesgeschäft" veranschaulicht.

In der Einzelberatung findet eine Analyse statt, in der die einzelnen Haupt- und Nebenäste besprochen werden. Im Anschluß werden freie Ressourcen geschaffen, Prioritäten gesetzt und Lösungen/Ansätzen für die Verhältnisprävention gefunden. Es werden durch den Klienten die einzelnen Punkte erläutert und kritisch reflektiert. Gemeinsam werden dann vorhandene Ressourcen verknüpft. Das soll anhand eines Beispieles verdeutlicht werden:

Der Klient verbringt einen Großteil seiner sozialen Kontakte mit Freunde zu treffen. Es besteht die Möglichkeit, das mit dem Handlungsfeld Gesundheit zu verknüpfen. Vielleicht treiben ein paar seiner Freunde Sport und er kann sich dieser Tätigkeit anschließen, um seinen Wunsch abzunehmen aktiv zu unterstützen.

2.3.2 Gruppengespräch

Ähnlich der Einzelberatung soll auch hier eine Analyse stattfinden. Der Berater moderiert das Gruppengespräch. Jeder Teilnehmer schildert (so offen wie möglich) seine Mind Map und erklärt die Beweggründe für seine prozentualen Gewichtungen. Die Zuhörer sind angehalten zu schweigen und Kommentare zu vermeiden. Innerhalb der Gruppe werden nach dem Vortrag vorhandene Ressourcen besprochen. Die gefundenen Verknüpfungen (ähnlich dem Beispiel aus dem Einzelgespräch) werden versucht in den Alltag zu integrieren.

In Abhängigkeit wie gut die Gruppe miteinander vertraut ist, können vorhandene Synergien (z. B. ein anderer Teilnehmer hat das gleiche Problem bei Stress zu naschen) genutzt werden, um Ansätze und Lösungen für die Verhältnisprävention zu finden und Prioritäten zu setzen.

Ist die Gruppe eher suboptimal zusammengesetzt, kann hier das Gefühl in dem Klienten aufkommen, „bevormundet" zu werden. Es besteht die

Wahrscheinlichkeit, dass das Gegenteil beim vortragenden Klienten eintritt. Der Klient "blockiert" und nimmt Vorschläge nicht an.

> Das Gruppengespräch sollte vorher vom Berater auf Sinnhaftigkeit geprüft werden, um bei Bedarf die Analyse in einem Einzelgespräch fortzusetzen.

2.4 Kosten-Nutzen-Verhältnis

Es gibt mehrere Möglichkeiten, um das Kosten-Nutzen Verhältnis zu erfassen.

➢ Kosten-Nutzen-Waage
➢ Vierfelder-Schema
➢ Tabellarische Erfassung der Entscheidungsbalance und möglicher Barrieren

Der Berater hat sich für die tabellarische Erfassung der Entscheidungsbalance und möglicher Barrieren entschieden. Es würde der von PIETER (PIETER, 2010, S. 233) entwickelte Fragebogen genutzt werden.

Tab. 4: Fragebogen zur Erfassung der Entscheidungsbalance und möglicher Barrieren (PIETER, 2010, S. 233)

Ich habe die Absicht, Folgendes zu ändern:		
für Veränderung spricht:	für Beibehaltung spricht:	Was mich an der Realisierung hindern könnte:

Jeder Teilnehmer der Gruppe erhält einen Vordruck und die Aufgabe, den Fragebogen bis zur nächsten Einheit zu Hause auszufüllen.

In der nächsten Gruppeneinheit werden die Ergebnisse von jedem Teilnehmer vorgetragen. In einer offenen Gesprächsrunde wird im Anschluss versucht, „(...) eine möglichst hohe Einheit zwischen rationeller und emotionaler Begründung der Veränderungsabsicht sowie ein Überwiegen der Veränderungs-vorteile zu erreichen." (PIETER, 2010, S. 234)

Das Überwiegen der Veränderungsvorteile ist ein wichtiger kognitiver Vorgang in der Intentionsphase. Der Klient geht nunmehr „Hin-zu" seinem Ziel die Ernährung zu ändern.

Der Fokus für die Veränderungsvorteile sollte jedoch nur auf die stärksten drei gerichtet sein, „(...) um sie in der Handlungsausführung als motivierende Kognitionen nutzen zu können." (PIETER, 2010, S. 234)

Die Vorteile in der Bearbeitung des Fragebogen liegen darin, dass der Kunde...

> ... sich im Vorfeld über mögliche Barrieren Gedanken gemacht hat,
> ... Rückmeldungen (sofern gewünscht) über die angestrebte Verhaltensänderung aus dem direktem sozialem Umfeld erhält und somit
> ... realistische Einschätzungen zu seiner Verhaltensänderung vornehmen kann.

Im Gruppengespräch können noch weitere Lösungsansätze (Überwindung oder Ausschaltung) für zukünftige Barrieren besprochen werden.

Der Klient erhält ein „Barriere-Lösungs-Potpourri" aus dem direkten sozialem Umfeld und dem Gruppengespräch. Durch Abwägen kann er die für sich geeignete Lösung heraussuchen und bei Bedarf einsetzen.

2.5 Formulierung der Zielsetzung

„Das Ziel muss der Klient stets selbst formulieren! Das betrifft den Inhalt, aber auch die Sprache. Der Berater unterstützt ihn dabei, gibt fachliche Hinweise und lenkt die bewusste Auseinandersetzung mit der angestrebten Verhaltensänderung." (PIETER, 2010, S. 234)

Des Weiteren sollte der Klient das Ziel in eigener Handschrift auf einem geeignetem Medium (z. B. Blatt Papier, Plakat, etc.) festhalten, um es im häuslichen Umfeld für ihn „sichtbar" aufzuhängen (z. B. im Arbeitszimmer, am Kühlschrank, etc.).

Eine Orientierung über die wichtigsten Anforderungen einer Zielformulierung gibt die SMART-Formel. Die SMART-Formel setzt sich wie folgt nach PIE-TER (PIETER, 2010, S. 235) zusammen.

Zielformulierung nach der „SMART"-Formel		
S	☞	**spezifisch,** konkret, präzise, in der Gegenwart formuliert
M	☞	**messbar,** berechenbar
A	☞	**attraktiv,** „es muss sich lohnen" und vorstellbar sein
R	☞	**realistisch,** erreichbar
T	☞	**terminiert**

Abb. 3: SMART-Formel nach PIETER (PIETER, 2010, S. 235)

Darüber hinaus ist es sinnvoll, bei Erreichen eines Teilzieles eine Belohnung in die Zielformulierung einzubauen. Dies schafft eine zusätzliche Motivation durchzuhalten.

Eine beispielhafte Zielformulierung könnte anhand der Veränderung des Ernährungsverhaltens wie folgt aussehen:

„ Ab den 01.09.2011 ernähre ich mich täglich bewusst, in dem ich drauf achte, dass ich 2 x wöchentlich frische Lebensmittel einkaufe und täglich...

- ... Obst und Gemüse zu mir nehme,

- ... mein Essen selber zubereite und

- ... hochwertige Produkte zu Mahlzeiten verarbeite.

Darüber hinaus gehe ich 2x wöchentlich zu je 60 min. walken in das Fitnesscenter Gotham Sports, um meinen Stoffwechsel zu aktivieren und meine Ausdauer zu verbessern.

Ich freue mich sehr darauf, mich in meinem Körper wohlzufühlen, selbstgekochtes und hochwertiges Essen zu genießen, sorglos Treppen zu steigen und mich regelmäßig sportlich zu betätigen.

Habe ich 6 Wochen von meinem Programm realisiert, gönne ich mir ein neues paar Sportschuhe. "

Die Intentionsphase wird mit der Erstellung der Zielformulierung abgeschlossen und der Klient ist am Rubikon angelangt. Mit der Ausarbeitung eines konkreten Handlungsplanes überschreitet er ihn.

3 Transtheoretische Modell zur Verhaltensanderung

3.1 Ausgangssituation

Die Klientin ist 25 Jahre alt, hat 20 kg Übergewicht, ist alleinstehend, übt eine sitzende Tätigkeit aus, wohnt in einer Erdgeschosswohnung und hat keine Kinder. Den Weg (einfache Strecke 5 km) zur Arbeit fährt sie mit dem Auto. Zu Ihren Hobbys zählen lesen, kochen, Gesellschaftsspiele und fernsehen. Der Freundeskreis trifft sich öfter bei ihr in der Wohnung, um gemeinsam Koch- und Spielabende zu gestalten.

Die Befragung Ihrer Selbstwirksamkeitserwartung nach JERUSA-LEM/SCHWARZER (vgl. SCHWARZER, 1996, S. 36) ergab einen Wert von 23. Die Selbstwirksamkeitserwartung ist mithin gering.

3.2 TTM Stufen

3.2.1 Stufe 1: Absichtslosigkeit

Charakteristik:

Personen in dieser Stufe besitzen keine Absicht ihr Risikoverhalten in absehbarer Zeit zu ändern. Darüber hinaus ist ihnen nicht die Gefahr ihres gesundheitsgefährdendes Verhaltens bewusst. Die Zeitspanne beträgt mehr als 6 Monate. (vgl. PIETER, 2010, S. 176)

Strategie 1:

Kognitive Strategie – Steigern des Problembewusstseins

„Informationssuche und aktive Auseinandersetzung mit dem Thema Bewertung." (PIETER, 2010, S. 183)

Beispiel:

Die Kundin sucht in unterschiedlichen Medien (z.B. Internet, Zeitung, Fachliteratur, Ernährungsberater) nach Themen zum Schwerpunkt Ernährungsverhalten.

Strategie 2:

Kognitive Strategie – Wahrnehmen förderlicher Umweltbedingungen

„Aktives Wahrnehmen und Bewusstmachen von Umweltbedingungen, die den Beginn körperlicher Aktivität erleichtern." (PIETER, 2010, S. 183)

Beispiel:

Die Kundin nimmt immer mehr Menschen (z. B. Freunde bei einem gemeinsamen Kochabend) wahr, die sich bewusst ernähren und Freude dabei haben.

3.2.2 Stufe 2: Absichtsbildung

Charakteristik:

Die Person ist sich ihrem problematischen Verhalten bewusst, kann sich aber noch nicht zur Aktion entschließen. Sie äußert jedoch die Absicht, ihr Verhalten zu verändern. Die Einleitung zur Verhaltensänderung ist in den nächsten 6 Monaten. (vgl. PIETER, 2010, S. 176 f)

Strategie 1:

Kognitive Strategie – Neubewertung der persönlichen Umwelt

„Bewusstes Wahrnehmen von emotionalen und kognitiven Konsequenzen der eigenen körperlichen Inaktivität für die persönliche Umwelt. Wie wirkt sich das derzeitige Verhalten auf die unmittelbare Umgebung aus?" (PIETER, 2010, S. 183)

Beispiel:

Die Kundin ist sich im Klaren darüber, dass wenn sie ihr Ernährungsverhalten beibehält, in Zukunft Freunden zur Last fallen kann.

Strategie 2:

Kognitive Strategie – Emotionales Erleben bzw. Herstellen von Betroffenheit

„Emotionaler Bezug und persönliche Betroffenheit zur körperlichen Inaktivität." (PIETER, 2010, S. 183)

Beispiel:

Die Kundin ist sauer auf sich, dass sie ihr Ernährungsverhalten nicht in den Griff bekommt.

3.2.3 Stufe 3: Vorbereitung

Charakteristik:

Die ersten Schritte zur Veränderung des Verhaltens wurden eingeleitet und die ersten Schritte zur Umsetzung haben stattgefunden. Das Zielverhalten wird in den nächsten 30 Tagen erreicht. (vgl. PIETER, 2010, S. 177 f)

Strategie 1:

Verhaltensorientierte Strategie – Selbstverpflichtung

„Überzeugung, dass eine Veränderung des eigenen Verhaltens möglich ist und Selbstverpflichtung zur konsequenten Umsetzung des Verhaltens." (PIETER, 2010, S. 183)

Beispiel:

Die Kundin beginnt regelmäßig Obst und Gemüse zu essen.

Strategie 2:

Verhaltensorientierte Strategie – Mobilisieren hilfreicher Beziehungen

„Aktives Nutzen von sozialer Unterstützung zur Erleichterung der Verhaltensänderung." (PIETER, 2010, S. 183)

Beispiel:

Die Kundin nutzt die Hilfe ihrer Freunde, um gemeinsam gesund zu kochen, auch wenn sie wenig Motivation hat.

3.2.4 Stufe 4: Handlung – Verhaltensmuster ändern

Charakteristik:

In dieser Stufe findet die Abgrenzung zur vorigen (Vorbereitung) nur dahingehend statt, dass das Zielkriterium bereits seit einem Tag, aber weniger als 6 Monate erreicht und beibehalten wurde. (vgl. PIETER, 2010, S. 178 f)

Strategie 1:

Verhaltensorientierte Strategie – Selbstverstärkung

„Gezieltes Einsetzen von Belohnungsstrategien zur Erreichung und Stabilisierung des gewünschten Zielverhaltens." (PIETER, 2010, S. 183)

Beispiel:

Die Kundin fühlt sich besser, wenn sie hochwertige Produkte verarbeitet und isst.

Strategie 2:

Verhaltensorientierte Strategie – Gegenkonditionierung

„Ersatz ungünstiger Verhaltensweisen durch günstiges Verhalten im Sinne einer Problemlösung." (PIETER, 2010, S. 183)

Beispiel:

Wenn die Kundin Heißhunger verspürt, isst sie lieber ihre selbstgemachten Vollkornbrote anstatt Fast Food. Danach fühlt sie sich besser.

3.2.5 Stufe 5: Aufrechterhaltung/Stabilisierung

Charakteristik:

Das Zielverhalten wird durch die Strategien in Stufe 4 (Handlung) beibehalten. Es werden Maßnahmen zur Vorbeugung von Rückfällen ergriffen. Das Verhalten ist seit mehr als 6 Monaten stabil. (vgl. PIETER, 2010, S. 179 f)

Strategie 1:

Verhaltensorientierte Strategie – Stimuluskontrolle

„Kontrolle von Situationen, Personen oder anderen Stimuli, um das Auftreten des Problemverhaltens zu verringern und das Zielverhalten zu erleichtern" (PIETER, 2010, S. 183)

Beispiel:

Die Kundin hat immer eine Snackbox mit Nüssen zur Hand, damit wenn sie Hunger auf Süßes hat, bedenkenlos naschen kann.

Strategie 2:

Verhaltensorientierte Strategie – Gegenkonditionierung

„Ersatz ungünstiger Verhaltensweisen durch günstiges Verhalten im Sinne einer Problemlösung." (PIETER, 2010, S. 183)

Beispiel:

Die Kundin fährt bei schönem Wetter immer mit dem Fahrrad zur Arbeit und lässt gern Ihr Auto stehen. Das macht sie fit und schont die Umwelt.

3.2.6 Stufe 6: Terminierung - Abschlussstadium

In dem von SCHWARZER veröffentlichten Buch „Psychologie des Gesundheitsverhaltens: Einführung in die Gesundheitspsychologie" (SCHWARZER,

2004, S. 86 ff) wird darüber hinaus eine 6. Stufe erwähnt. In dieser Stufe der Terminierung und des Abschluss-Stadiums ist die Charakteristik, dass das Verhalten und Erleben unumkehrbar ist.

Anhang

Darstellung der ausgefüllten Fragebögen zur Aufgabenstellung aus Kapitel 1.4.

Person 1 – Weiblich, 44 Jahre

Tab. 5: Person 1 – Weiblich, 44 Jahre

Beurteilungskriterium (Punktwert)	Stimmt nicht (1)	Stimmt kaum (2)	Stimmt eher (3)	Stimmt genau (4)
Wenn sich Widerstände auftun, finde ich Mittel und Wege, mich durchzusetzen.			X	
Die Lösung schwieriger Probleme gelingt mir immer, wenn ich mich darum bemühe.			X	
Es bereitet mir keine Schwierigkeiten, meine Ziele zu verwirklichen.			X	
In unerwarteten Situationen weiß ich immer, wie ich mich verhalten soll.				X
Auch bei überraschenden Ereignissen glaube ich, dass ich gut mit ihnen zurechtkommen kann.				X
Schwierigkeiten sehe ich gelassen entgegen, weil ich meinen Fähigkeiten immer vertrauen kann.			X	
Was auch immer passiert, ich werde schon klar kommen.			X	
Für jedes Problem kann ich eine Lösung finden.				X
Wenn eine neue Sache auf mich zukommt, weiß ich, wie ich damit umgehen kann.				X
Wenn ein Problem auftaucht, kann ich es aus eigner Kraft meistern.				X

Person 2 – Weiblich, 45 Jahre

Tab. 6: Person 2 – Weiblich, 45 Jahre

Beurteilungskriterium (Punktwert)	Stimmt nicht (1)	Stimmt kaum (2)	Stimmt eher (3)	Stimmt genau (4)
Wenn sich Widerstände auftun, finde ich Mittel und Wege, mich durchzusetzen.			X	
Die Lösung schwieriger Probleme gelingt mir immer, wenn ich mich darum bemühe.			X	
Es bereitet mir keine Schwierigkeiten, meine Ziele zu verwirklichen.			X	
In unerwarteten Situationen weiß ich immer, wie ich mich verhalten soll.			X	
Auch bei überraschenden Ereignissen glaube ich, dass ich gut mit ihnen zurechtkommen kann.				X
Schwierigkeiten sehe ich gelassen entgegen, weil ich meinen Fähigkeiten immer vertrauen kann.				X
Was auch immer passiert, ich werde schon klar kommen.			X	
Für jedes Problem kann ich eine Lösung finden.		X		
Wenn eine neue Sache auf mich zukommt, weiß ich, wie ich damit umgehen kann.			X	
Wenn ein Problem auftaucht, kann ich es aus eigner Kraft meistern.			X	

Person 3 – Männlich, 40 Jahre

Tab. 7: Person 3 – Männlich, 40 Jahre

Beurteilungskriterium (Punktwert)	Stimmt nicht (1)	Stimmt kaum (2)	Stimmt eher (3)	Stimmt genau (4)
Wenn sich Widerstände auftun, finde ich Mittel und Wege, mich durchzusetzen.			X	
Die Lösung schwieriger Probleme gelingt mir immer, wenn ich mich darum bemühe.			X	
Es bereitet mir keine Schwierigkeiten, meine Ziele zu verwirklichen.			X	
In unerwarteten Situationen weiß ich immer, wie ich mich verhalten soll.		X		
Auch bei überraschenden Ereignissen glaube ich, dass ich gut mit ihnen zurechtkommen kann.				X
Schwierigkeiten sehe ich gelassen entgegen, weil ich meinen Fähigkeiten immer vertrauen kann.		X		
Was auch immer passiert, ich werde schon klar kommen.			X	
Für jedes Problem kann ich eine Lösung finden.			X	
Wenn eine neue Sache auf mich zukommt, weiß ich, wie ich damit umgehen kann.		X		
Wenn ein Problem auftaucht, kann ich es aus eigner Kraft meistern.		X		

Person 4 – Männlich, 43 Jahre

Tab. 8: Person 4 – Männlich, 43 Jahre

Beurteilungskriterium (Punktwert)	Stimmt nicht (1)	Stimmt kaum (2)	Stimmt eher (3)	Stimmt genau (4)
Wenn sich Widerstände auftun, finde ich Mittel und Wege, mich durchzusetzen.			X	
Die Lösung schwieriger Probleme gelingt mir immer, wenn ich mich darum bemühe.				X
Es bereitet mir keine Schwierigkeiten, meine Ziele zu verwirklichen.			X	
In unerwarteten Situationen weiß ich immer, wie ich mich verhalten soll.			X	
Auch bei überraschenden Ereignissen glaube ich, dass ich gut mit ihnen zurechtkommen kann.		X		
Schwierigkeiten sehe ich gelassen entgegen, weil ich meinen Fähigkeiten immer vertrauen kann.			X	
Was auch immer passiert, ich werde schon klar kommen.		X		
Für jedes Problem kann ich eine Lösung finden.			X	
Wenn eine neue Sache auf mich zukommt, weiß ich, wie ich damit umgehen kann.		X		
Wenn ein Problem auftaucht, kann ich es aus eigner Kraft meistern.			X	

Person 5 – Männlich, 44 Jahre

Tab. 9: Person 5 – Männlich, 44 Jahre

Beurteilungskriterium (Punktwert)	Stimmt nicht (1)	Stimmt kaum (2)	Stimmt eher (3)	Stimmt genau (4)
Wenn sich Widerstände auftun, finde ich Mittel und Wege, mich durchzusetzen.			X	
Die Lösung schwieriger Probleme gelingt mir immer, wenn ich mich darum bemühe.				X
Es bereitet mir keine Schwierigkeiten, meine Ziele zu verwirklichen.			X	
In unerwarteten Situationen weiß ich immer, wie ich mich verhalten soll.			X	
Auch bei überraschenden Ereignissen glaube ich, dass ich gut mit ihnen zurechtkommen kann.			X	
Schwierigkeiten sehe ich gelassen entgegen, weil ich meinen Fähigkeiten immer vertrauen kann.			X	
Was auch immer passiert, ich werde schon klar kommen.				X
Für jedes Problem kann ich eine Lösung finden.			X	
Wenn eine neue Sache auf mich zukommt, weiß ich, wie ich damit umgehen kann.			X	
Wenn ein Problem auftaucht, kann ich es aus eigner Kraft meistern.			X	

Literaturverzeichnis

PIETER, A.: Psychologie des Gesundheitsverhaltens. Unveröffentlichtes Studienmaterial (Version 4). DHfPG, Saarbrücken 2010

SCHWARZER, R.: Psychologie des Gesundheitsverhaltens: Einführung in die Gesundheitspsychologie. 3. Auflage. Hogrefe, Berlin 2004

SCHWARZER, R.: Psychologie des Gesundheitsverhaltens. Hogrefe, Göttingen 1996

Tabellenverzeichnis

Abbildungsverzeichnis